BEI GRIN MACHT SICH IHR WISSEN BEZAHLT

- Wir veröffentlichen Ihre Hausarbeit,
  Bachelor- und Masterarbeit

- Ihr eigenes eBook und Buch -
  weltweit in allen wichtigen Shops

- Verdienen Sie an jedem Verkauf

Jetzt bei www.GRIN.com hochladen
und kostenlos publizieren

GRIN

Yoga für innere Harmonie. Der Weg zur (Wieder-)Entdeckung des Selbst

Antonia Müller

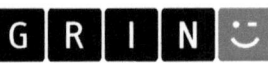

Bibliografische Information der Deutschen Nationalbibliothek:

Die Deutsche Nationalbibliothek verzeichnet diese Publikation in der Deutschen Nationalbibliografie; detaillierte bibliografische Daten sind im Internet über http://dnb.d-nb.de abrufbar.

ISBN: 9783346374660
Dieses Buch ist auch als E-Book erhältlich.

Druck und Bindung: Books on Demand GmbH, Norderstedt Germany
Gedruckt auf säurefreiem Papier aus verantwortungsvollen Quellen

Das vorliegende Werk wurde sorgfältig erarbeitet. Dennoch übernehmen Autoren und Verlag für die Richtigkeit von Angaben, Hinweisen, Links und Ratschlägen sowie eventuelle Druckfehler keine Haftung.

Das Buch bei GRIN: https://www.grin.com/document/1000947

Diplomarbeit

Ausbildungslehrgang
Dipl. Fitness- und Gesundheitstrainer

„Yoga – für innere Harmonie"

Der Weg zur (Wieder-)Entdeckung des Selbst

Autor: Müller, Antonia
Eingereicht am: 25.02.2021

Inhaltsverzeichnis

Anmerkung zu gendergerechter Formulierung:

Bei allen Bezeichnungen, welche auf Personen bezogen sind, betrifft die gewählte Formulierung beide Geschlechter, auch wenn aus Gründen der leichteren Lesbarkeit die männliche Form gewählt wurde.

1. Einleitung

Yoga – was früher den Mönchen im Buddhismus vorbehalten war, wird immer mehr zum Trend. Immer mehr Menschen entdecken das Yoga für sich. Sei es zum Ausgleich des stressigen Alltags oder um generell zu mehr körperlicher und mentaler Fitness zu gelangen. In Zeiten des Wirtschaftswachstums und der immer höher werdenden Arbeitsleistung der Menschen kommt der Ausgleich oft zu kurz. Einem Besuch im Fitnessstudio oder anderen Sportarten kommt die Zeit oft viel zu kurz, weshalb Yoga bei vielen näher in Betracht gezogen wird, da es problemlos und ohne viel Equipment praktisch zuhause ausgeübt werden kann. Allerdings sollte man zu Anfang einen guten Yogakurs bei einem gut ausgebildeten Yogalehrer besuchen, um alle Grundlagen sorgfältig zu lernen, denn es gibt Vieles, was man hierbei falsch machen kann. Gewisse Übungen sind nicht für alle Menschen geeignet. Oftmals leidet man unter Rücken- oder Kniebeschwerden, weshalb von diversen Übungen abgeraten wird, die diese Schmerzen womöglich weiter fördern könnten.

Hat man nun alle Grundlagen gelernt und weiß, worauf man achten muss, kann man sich mit weiterführender Literatur oder Videos zuhause diesem Vergnügen widmen. Neben leichter Sportbekleidung braucht man am Anfang nicht mehr als eine Yogamatte. Eine Yogamatte ist bereits ab zehn Euro erhältlich und findet man in vielen Sportgeschäften sowie auf zahlreichen Internetplattformen. Auch die Atmosphäre bei der Ausübung von Yoga ist wichtig, denn unter Zeitdruck und bei wenig Entspannung kann man nicht zum eigenen Selbst finden. Daher empfiehlt es sich, sich ausreichend Zeit für die gewählten Übungen zu nehmen und einen Raum oder Ort im Freien zu beziehen, in dem man sich wohlfühlt.

Im ersten Kapitel dieser Arbeit möchte ich die umfangreiche Geschichte und Tradition von Yoga näherbringen, denn Yoga ist nicht gleich Yoga, sondern hat viele verschiedene Hintergründe und Zugänge. Yoga ist so vielfältig, weiß man einmal Bescheid, kann man für sich die passende Art und Weise wählen.

Das Kapitel zwei beschreibt die wichtigsten gesundheitlichen Aspekte des Yoga, wie die Anatomie, die Ernährung und wie sich Yoga auf den Geist auswirkt. Der Meditation wird dabei genauso Berücksichtigung geschenkt, wie der Entgiftung des Körpers.

Wirbelsäule, Gelenke und Muskeln sind weitere wesentliche Faktoren, die keinesfalls außer Acht gelassen werden dürfen.

Das dritte und somit letzte Kapitel im Hauptteil bietet einen Einblick in das Yoga in der Praxis, begleitet von wichtigen Tipps für die praktische Ausübung. In diesem Teil wird auch besonders auf die richtige Atmung eingegangen, die ausschlaggebend dafür ist, mit dem Selbst in Verbindung zu treten, sich wahrnehmen und spüren zu können.

Ziel dieser Arbeit ist, möglichst vielen Menschen die Ausübung des Yoga näher zu bringen und einen Denkanstoß zu bieten, Selbsterfahrungen zu machen und das eigene Selbst zu entdecken. Ich möchte aufzeigen, inwiefern sich Yoga auf den Körper und den Geist auswirkt und wie es uns helfen kann, den alltäglichen Stress zu bewältigen und uns eine verdiente Auszeit zu ermöglichen.

2.   Geschichte und Tradition des Yoga

Yoga war ursprünglich ein spiritueller Weg und im Hinduismus angesiedelt. Erst durch die Entwicklung des Yogawegs von *Patanjali* konnte sich Yoga von seiner religiösen Bindung lösen und gilt in der heutigen Zeit als religionslos. Auch ein christlich angehauchter Yoga Weg bildete sich vor Jahrzehnten heraus. Ursprünglich war das Hatha-Yoga in das religiöse Weltbild des *Shivaismus* eingebunden, bei dem bei der Ausführung der Übungen die Einheit mit dem Gott *Shiva* angestrebt wurde. Dieser Aspekt ist im heutigen Ausführen weitgehend verloren gegangen. [1]

Neueste Erkenntnisse der Wissenschaft haben hervorgebracht, dass die Yoga-Kultur bereits vor mindestens 5.000 Jahren bestanden haben muss. Zuvor wurde angenommen, dass sich die Ursprünge des Yoga aus circa 500 Jahre v. Chr., der Zeit des Buddha, datieren lassen. Durch die stetige Entwicklung kann es nun in fünf Hauptperioden unterteilt werden: vedisches, vorklassisches, klassisches, nachklassisches und modernes Yoga. [2]

2.1.   *Yoga – was bedeutet das eigentlich?*

Das Wort Yoga stammt aus der altindischen Sprache Sanskrit, unter welchem Einheit, Zusammenfügen oder Vereinigung verstanden wird. Das Wort „Yoga" wird von der Verbalwurzel „yuj" abgeleitet, was so viel wie „zusammenbinden", „verbinden" oder „anschirren" bedeutet. Die Ableitung als „anschirren" hat jenen Hintergrund in der Eroberung von Indien 1.500 v. Chr. durch die Indoarier, welche ihre Kriegszüge und Landnahmen mit Streitwagen ausführten. Die edlen Rösser, welche an diese Streitwagen gespannt wurden, waren der wichtigste Besitz der Kriegsführer. Ihr Prestige hing davon ab, wie viel Kraft ihre Hengste hatten und wie viele sie besaßen. Diese Hengste zu bändigen und anzuschirren erforderte Kraft und Geschicklichkeit. Neben der Kunst einen Streitwagen zu lenken, war es auch besonders wichtig das Schwert zu schwingen und mit Pfeil und Bogen umgehen zu können. Es ist anzunehmen, dass es sich hierbei um eine Art von Yoga handelte. Yoga hatte in seiner Frühzeit viel mit magischen Opferhandlungen und Ekstase Techniken zu tun und diente dazu, durch intensive Konzentration an die angerufenen Götter Visionen oder ekstatische Zustände zu erleben. [3]

---

[1] Vgl. Trökes, *„Das große Yoga-Buch"*, 2016, S. 14
[2] Vgl. Parkes, *„Die Anatomie des Yoga – 30 Übungen für Körper und Geist"*, 2016, S. 42
[3] Vgl. Trökes, *„Das große Yoga-Buch"*, 2016, S. 14 f

Die Rituale und Opfergaben wurden im Laufe der Zeit aufwändiger und auch die Anstrengung im Yoga wurde verstärkt, um zu Fakirtum und extremer Askese zu gelangen, was heute noch mit Yoga in Verbindung gebracht wird. Vor gut 1000 Jahren waren Fakirtum und Askese noch fester Bestandteil religiöser Praxis. Extremer Verzicht und Selbstgeißelung sollten die Götter dazu aufrufen, Gebete zu erhören. Fakire allerdings glaubten, Gott könne in ihnen so stark werden, dass ihr Körper unempfindlich gegen Verletzungen werden könne. Auch heute noch leben viele Männer in dieser Tradition. [4]

Im praktischen Tun werden Körper, Atem, Geist und Gemüt vereint, um zu einer ganzheitlichen Erfahrung eines Selbst zu gelangen. Wird dies mit vollkommener Hingabe ausgeführt, kann die Einheit aus Körper und Geist schließlich zu „Samadhi", dem letzten und höchsten Ziel des achtgliedrigen Pfades, oder Glückseligkeit führen.

2.1.1. Vedisches Yoga

Das Wort „veda" stammt ebenfalls aus dem Sanskrit und bedeutet Wissen. *Veden* sind eine Sammlung an Texten, Liedern und Ritualen, die der Nutzung eines Priesters vorbehalten waren. *Rigveda*, ein alter Veda-Text, enthält die Lehren über die Lobpreisung höherer Mächte und bildet den Ursprung des heutigen Hinduismus. [5]

2.1.2. Vorklassisches Yoga

Zwischen 2.000 v. u. Z. und dem zweiten Jahrhundert u. Z. entstanden die *Upanishaden*. Hierbei handelt es sich um philosophische Texte, welche von der Aufgabe des Ichs durch Selbsterkenntnis, Handeln und Weisheit und von der verborgenen Einheit aller Dinge sprechen. In diesen Texten wird Yoga zum ersten Mal erwähnt als Pfad, durch den sich der Schüler vom Leid befreien kann und wie man dies, anhand der Anweisungen, erreichen kann. [6]

---

[4] Vgl. Trökes, „*Das große Yoga-Buch*", 2016, S. 15
[5] Vgl. Parkes, „*Die Anatomie des Yoga – 30 Übungen für Körper und Geist*", 2016, S. 42
[6] Vgl. Parkes, „*Die Anatomie des Yoga – 30 Übungen für Körper und Geist*", 2016, S. 42

2.1.3.   Klassisches Yoga

Mit dem Yoga-Sutra, dem Leitfaden des Yoga, entstand vor circa 2.000 Jahren einer der bedeutendsten Grundlagentexte, welcher dem klassischen Yoga zugeordnet werden kann. Dem Weisen Patanjali zugschrieben, beeinflusst dies auch heute noch die meisten modernen Yogastile. Patanjali stellte den achtgliedrigen Pfad des Yoga vor, die die Stufen bis hin zur Erleuchtung beschreiben.

Der Übungsweg des Yoga nennt sich *Sadhana*, wird in Form eines achtgliedrigen Pfades (*Ashtanga*) dargelegt und beinhaltet folgende Yogaglieder:

- *Yama* – bedachtsamer Umgang mit unserer Umwelt
- *Niyama* – bedachtsamer Umgang mit uns selbst
- *Asana* – Körperübungen – Kultivierung von Körper und Geist
- *Pranayama* – Atemübungen – Verbindung zwischen Atmung, Körper und Geist
- *Pratyahara* – das Zurückziehen der Sinne von der äußeren Welt
- *Dharana* – Konzentration ohne Unterbrechungen durch innere oder äußere Faktoren
- *Dhyana* – Meditation zwischen Selbst und Universum
- *Samadhi* – im gesammelten Zustand verweilen und Glückseligkeit genießen [7]

Ebenfalls entdeckt Patanjali Hindernisse, die das Gefühl von Enge und Unruhe aufkommen lassen und zu Niedergeschlagenheit führen. Diese Hindernisse wurden von ihm auf fünf Hauptverursacher zurückgeführt, werden *Kleshas* genannt und setzen sich wie folgt zusammen:

- *Avidya* – falsches Verstehen, falsches Wissen
- *Asmita* – falsche Einschätzung der eigenen Person
- *Raga* – drängendes Verlangen, etwas besitzen zu wollen
- *Dvesha* – Abneigung, Abwehr und Vermeidung
- *Abhinivesha* – Angst, vor allem Angst vor dem Tod [8]

---

[7] Vgl. Trökes, *„Yoga! Die besten Übungen"*, 2017, S. 9
[8] Vgl. Trökes, *„Das große Yoga-Buch"*, 2016, S. 22

2.1.4. Nachklassisches Yoga

Das Hauptziel des nachklassischen Yogas war nicht mehr die Befreiung von der Realität des Yogi, sondern vielmehr die Wahrnehmung der eigenen Wirklichkeit und den Moment zu leben. Besonders bezieht es sich dabei auf die *Vedanta*, eine philosophische Annäherung an die Veda-Lehren, besonders an die *Upanishaden*. Zu dieser Zeit schufen die Yogameister Übungen, die den Körper verjüngen und das physische Leben verlängern sollten. Das Ziel dabei war, dem Körper so viel Energie zu geben, dass sich dessen Struktur änderte und er unsterblich wurde. Damit beginnt das Zeitalter des modernen Yogas. [9]

2.1.5. Modernes Yoga

Im 19. Jahrhundert überlieferten viele Yogameister ihre Lehren nach Europa und in die USA. Das westliche Interesse galt vor allem dem Hatha-Yoga, die physische Annäherung an das Phänomen Yoga. Geweckt wurde dieses Interesse durch die Ankunft des indischen Mönchs Swami Vivekanada in den USA, wo er im Jahr 1893 im Parlament der Weltreligionen sein Heimatland vertrat. Fast 30 Jahre später, im Jahr 1920, wurde der Verein der Selbstverwirklichung von Paramahansa Yogananda in Boston gegründet, welcher bis heute noch viele Anhänger zählt. Die Schüler des großen Lehrers Sri Krishnamacharya, welcher 1989 im Alter von 101 Jahren verstarb, wurden selbst zu einflussreichen Lehrern und trugen zur Verbreitung des Hatha-Yogas im 20. Jahrhundert bei. Ihre Lehren werden bis heute noch auf der ganzen Welt umgesetzt. [10]

2.1.6. Hatha-Yoga

Hatha-Yoga bedeutet das Praktizieren von *Asanas* und heißt wörtlich übersetzt Sonne („ha") und Mond („tha"), was sich auf das Gleichgewicht der in jedem Körper verankerten Gegensätze bezieht. Dieses Gleichgewicht wird durch das regelmäßige Ausführen der Übungsreihen erreicht, welche nicht nur den Körper stärken, sondern auch den Energiefluss in den verschiedenen Energiekanälen des Körpers regulieren sollen. Bei Hatha-Yoga spricht man vom Weg zum Gleichgewicht auf allen Ebenen.

Ashtanga-Yoga und Iyengar-Yoga, zwei Stile des Hatha-Yoga, sind im westlichen Gebiet besonders verbreitet. [11]

---

[9] Vgl. Parkes, *„Die Anatomie des Yoga – 30 Übungen für Körper und Geist"*, 2016, S. 42

[10] Vgl. Parkes, *„Die Anatomie des Yoga – 30 Übungen für Körper und Geist"*, 2016, S. 43

[11] Vgl. Parkes, *„Die Anatomie des Yoga – 30 Übungen für Körper und Geist"*, 2016, S. 43

3.   Yoga für Körper und Geist

Yoga wirkt sich positiv auf das Wohlbefinden und die Gesundheit aus und spricht Leib, Atem und Seele an. Yoga ist immer bewusstes und achtsames Tun in Verbindung mit dem Atem. Durch Atemübungen soll mehr Atemvolumen entwickelt werden, was zu einem „langen Atem" führt. Dies zu üben heißt, mit dem Selbst in Verbindung zu treten, sich wahrzunehmen und zu spüren. Yoga wird heute als Teil der Gesundheitsvorsorge, als eine der wichtigsten Entspannungsmethoden und als einem unverzichtbaren Ruhepol im alltäglichen Stress verstanden. Durch Yoga kann die Beweglichkeit, Koordination und die Vitalität gesteigert werden und die Anfälligkeit für Krankheiten gesenkt werden. Dem Selbstbewusstsein kommt hierbei eine besondere Rolle zu, da durch Yoga ebenso Sicherheit, Selbstvertrauen, Selbstverantwortung und Eigeninitiative geschult werden. Es kommt zu mehr Lebensfreude, Energie und Wohlbefinden. Da das Alter bei Yoga keine Rolle spielt, kann es von jedem Menschen ausgeführt werden. Allerdings ist auf etwaige Gesundheitseinschränkungen Acht zu nehmen. Auch ein guter Yogalehrer kann durch keine Art von Medien ersetzt werden. Yogalehrer haben eine jahrelange Ausbildung hinter sich und haben bereits alle inneren Prozesse des Sich Kennenlernens durchlebt. In erster Linie soll ein Lehrer aufgesucht werden, zu dem Vertrauen aufgebaut werden kann, der motivierend und unterstützend tätig ist und welcher alle Übungen korrekt und kompetent ausführt und erklärt. Der richtige Lehrer kann dazu verhelfen, das eigene Selbst zu erkennen und zur Entfaltung zu bringen. [12]

---

[12] Vgl. Trökes, „Das große Yoga-Buch", 2016, S. 11 f

3.1.   Chakras – Ebenen des Bewusstseins

Als Chakren werden die Energiezentren des subtilen Körpers verstanden. Sie liegen im Rückenmark und stimmen mit den wichtigsten Nervenzentren des Körpers überein. Jedem Chakra sind eine bestimmte Farbe und eine spirituelle Eigenschaft zugeordnet. Während die drei Chakren unterhalb des Herzens in erster Linie für den physischen Körper und seine physischen Bedürfnisse zuständig sind, sind die Chakren oberhalb des Herzens eher von spiritueller Natur.

Wenn die folgenden sieben Hauptchakren im Gleichgewicht stehen, soll das Leben gesünder und glücklicher werden:

- *Muladhara* – Wurzelchakra am unteren Ende der Wirbelsäule

- *Svadhisthana* – Sakralchakra in den Eierstöcken bzw. der Prostata

- *Manipura* – Solarplexuschakra um den Bauchnabel herum

- *Anahata* – Herzchakra in der Nähe des Herzens

- *Vissudha* – Halschakra in der Hals- und Nackengegend

- *Ajna* – Stirnchakra oder Drittes Auge in der Zirbeldrüse

- *Sahasara* – Kronen- oder Scheitelchakra oberhalb des Kopfes [13]

Die Abbildungen in dieser Arbeit wurden aus urheberrechtlichen Gründen von der Redaktion entfernt. Im Abbildungsverzeichnis können sie unter dem jeweiligen Link abgerufen werden.

Abb. 2: Die sieben Chakren

---

[13] Vgl. Parkes, *„Die Anatomie des Yoga – 30 Übungen für Körper und Geist"*, 2016, S. 41

3.2.   Meditation

Die Meditation als Weg zur Selbsterkenntnis fand sich ab etwa 800 v. Chr. in den *Upanishaden* und musste zuvor viele Reflexionen durchlaufen. Ausschlaggebend für diese Reflexionen war die Gegenbewegung zur Askese, da die Opfergaben einen immer extremeren Weg einschlugen. Anstatt Tieren wurde nun der eigene Atem geopfert, was nicht mehr mit dem eigentlichen Grundgedanken, der Findung des eigenen Selbst, zu vereinen war. Die *Upanishaden* brachte die Lehre hervor, dass Gott in allem ist und alles in Gott zu finden war. Somit wurden Rituale und Opfergaben überflüssig und man konzentrierte sich drauf, das Selbst zu entdecken und den göttlichen Wesenskern im Selbst zu finden. Zu dieser Zeit entstanden ebenfalls die Vorstellung der Wiedergeburt sowie die Konzepte von *Svadharma* und *Karma*.

Es gibt vier Ebenen des Bewusstseins:

- Unbewusstes
- Unterbewusstsein
- Bewusstsein
- Überbewusstsein

Das Unterbewusstsein beinhaltet alle bewussten und unbewussten Erfahrungen, sowie Sinneseindrücke. Im Unterbewusstsein werden schöne Erlebnisse ebenso gespeichert wie Ängste, Traurigkeit, Aggressivität und unterdrückte Probleme oder verdrängte Ereignisse.

Ziel der Meditation ist es, tief in dieses Unterbewusstsein zu gelangen, Ursachen und Zusammenhänge zu erkennen und analysieren und durch dieses Bekanntwerden, Lösungen zur Beseitigung zu finden. Dadurch kann eine Verbindung zwischen Unterbewusstsein und Bewusstsein hergestellt werden - den Geist - und lernen, das eigene Selbst und andere zu verstehen. [14]

---

[14] Verein INTERNATIONAL SRI DEEP MADHAVANANDA ASHRAM – Gesellschaft "Yoga im täglichen Leben"
URL:https://www.yogaimtaeglichenleben.at/ueberblick/das-system/122-self-inquiry-meditation,
Zugriff: 31.05.2017

3.3.   Anatomie

3.3.1.   Yoga und die Wirbelsäule

Die Wirbelsäule besteht aus 33 Wirbeln und wird in sieben Halswirbel, zwölf Brustwirbel, fünf Lendenwirbel, fünf verschmolzene Wirbel als Kreuzbein und vier normalerweise verschmolzene Wirbel als Steißbein, untergliedert und bietet einen starken, aber flexiblen Schutz für das Rückenmark. Die Wirbelsäule hat, von der Seite betrachtet, eine natürliche s-förmige Krümmung, wobei Nacken und der untere Rückenbereich leicht nach innen und Brust- und Beckenbereich leicht nach außen gewölbt sind und dazu dient, Erschütterungen abzufedern, das Gleichgewicht zu bewahren und die Wirbelsäule flexibel zu halten. [15]

Laut einer Erhebung über Rückenschmerzen der deutschen Bevölkerung, leiden 21 % der Frauen und 13 % der Männer bereits im Alter von 18 – 29 Jahren fast täglich und mindestens drei Monate durchgehend an Rückenschmerzen. Diese Problematik steigt mit zunehmenden Alter stetig und erreicht im Alter von 70 Jahren und mehr bereits die Hälfte der in Deutschland lebenden Frauen.

Zunehmender Stress und Zeitdruck in der Wirtschaft, die steigende Anzahl der dadurch entstehenden Überstunden, zu wenig kontrollierte und angepasste Arbeitsplätze und wenig bis kaum vorhandene Bewegung tragen den Großteil an Rückenschmerzen bei.

Die Abbildungen in dieser Arbeit wurden aus urheberrechtlichen Gründen von der Redaktion entfernt. Im Abbildungsverzeichnis können sie unter dem jeweiligen Link abgerufen werden.

Abb. 3: Rückenschmerzen der deutschen Bevölkerung

---

[15] Vgl. Parkes, *„Die Anatomie des Yoga – 30 Übungen für Körper und Geist"*, 2016, S. 46

Das regelmäßige Ausführen eines Yogaprogramms, das die Wirbelsäule im Ganzen dehnt und stärkt, kann helfen, die natürliche Krümmung beizubehalten und die Wirbelsäule gesund zu erhalten. Yoga macht die Wirbel und Bandscheiben beweglicher und kräftigt das stützende Netz aus Bändern, Sehnen und Muskeln. Dadurch entsteht zwischen den Wirbeln mehr Freiraum, der den Druck von den Bandscheiben nimmt. Außerdem wird die Durchblutung gefördert, was die Zellregenerierung anregt. Ebenfalls steigt die Dichte der Knochen an, was die Knochendegeneration eindämmen kann. [16]

Das Yogaprogramm sollte Übungen enthalten, die die Drehung der Wirbelsäule um die eigene Achse und das Neigen nach vorne, hinten und seitwärts erfordern. Durch die regelmäßige Ausführung dieser Übungen kann die Wirbelsäule ihre natürliche Ausrichtung wiedererlangen und Fehlhaltungen kann vorgebeugt werden. Ebenfalls kann durch eine gute Körperhaltung ein freieres Atmen ermöglicht und das Wohlbefinden gesteigert werden. Auch Muskelverspannungen- und schwächen, die zu Rückenbeschwerden führen, kann dadurch vorgebeugt werden. [17]

Menschen mit akuten Rückenbeschwerden wird allerdings dringend dazu geraten, das Yogatraining vorher mit einem Arzt zu besprechen und geeignete Übungen mit einem kompetenten Yogalehrer zu erlernen, da falsche Belastungen dazu beitragen können, dass sich die Schmerzen verschlimmern.

---

[16] Vgl. Parkes, *„Die Anatomie des Yoga – 30 Übungen für Körper und Geist"*, 2016, S. 46
[17] Vgl. Parkes, *„Die Anatomie des Yoga – 30 Übungen für Körper und Geist"*, 2016, S. 46

3.3.2. Bewegung und Gelenke

3.3.2.1 Arten von Gelenken

Das Skelett weist drei Arten von Gelenken auf, faserige Gelenke, knorpelige Gelenke und das Synovialgelenk.

- *Faserige Gelenke*, wie zum Beispiel Schädelnähte, halten die Knochen durch ein Gewebe aus Fasern zusammen, das keine Bewegung ermöglicht.

- *Knorpelige Gelenke*, wie zum Beispiel das Kreuz-Darmbein-Gelenk, das die Wirbelsäule mit dem Becken verbindet, und das Brustbein-Rippen-Gelenk, durch das die vorderen Rippen mit dem Brustbein verbunden sind, verbinden Knorpel die Knochen. Ihre Beweglichkeit besitzt eine natürliche Einschränkung, da sie Stabilität und Schutz gewährleisten müssen.

- *Synovialgelenke* sind jene Gelenke, bei denen die Knochen auf eine Gelenkkapsel treffen. Der menschliche Körper verfügt über sechs Typen von Synovialgelenken, dazu zählen die beiden bekanntesten und beweglichsten, nämlich das Kniegelenk zwischen Schienbein und Oberschenkelknochen und das Ellbogengelenk, in dem der Oberarmknochen auf Speiche und Elle trifft.

Durch regelmäßiges Yoga kann die Beweglichkeit und das problemlose Funktionieren aller Gelenke, sowie der Bewegungsradius von Synovialgelenken gefördert werden. [18]

Die Abbildungen in dieser Arbeit wurden aus urheberrechtlichen Gründen von der Redaktion entfernt. Im Abbildungsverzeichnis können sie unter dem jeweiligen Link abgerufen werden.

Abb. 4: Synovialgelenke

---

[18] Vgl. Parkes, *„Die Anatomie des Yoga – 30 Übungen für Körper und Geist"*, 2016, S. 47

3.3.2.2 Bewegungsebenen

Die menschliche Anatomie kann mit drei Bewegungsebenen beschrieben werden. Bewegungen finden in einer anatomischen Bewegungsebene statt, einer imaginären, senkrechten oder waagrechten Linie, die durch den ganzen Körper geht.

Zu den geläufigsten Ebenen zählen die *Sagittalebene*, die senkrecht verläuft und den Körper in eine linke und rechte Hälfte teilt, die *Frontalebene*, die ebenfalls senkrecht verläuft und den Körper in eine vordere und hintere Hälfte teilt und die *Transversalebene*, die waagrecht zum Boden verläuft und den Körper in eine obere und untere Hälfte unterteilt. [19]

Die Abbildungen in dieser Arbeit wurden aus urheberrechtlichen Gründen von der Redaktion entfernt. Im Abbildungsverzeichnis können sie unter dem jeweiligen Link abgerufen werden.

Abb. 5: Bewegungsebenen

---

[19] Vgl. Parkes, *„Die Anatomie des Yoga – 30 Übungen für Körper und Geist"*, 2016, S. 47

3.3.3. Muskelaktivität

Es gibt drei Haupttypen von Muskeln im Körper. Diese sind die *Skelettmuskeln, glatte Muskeln* und *Herzmuskeln*. Für die Bewegungsausführung sind die Skelettmuskeln zuständig, da diese sich verkürzen und über die Sehnen an den Knochen ziehen. Die meisten Muskeln arbeiten als Gegensatzpaare, bei denen sich durch Verkürzen eines Muskels, der andere sich dehnt, was das Beugen und Strecken von Gelenken ermöglicht. [20]

3.3.3.1 Isotonische Muskelkontraktion

Bei einer isotonischen Muskelkontraktion verändert ein Muskel seine Länge, um Bewegung zu erzeugen, wobei hier zwischen konzentrischer und exzentrischer Muskelaktivität unterschieden wird. Die konzentrische Aktivität bedeutet die Verkürzung eines Muskels. Dieser beanspruchte Muskel wird hierbei auch als *Hauptbeweger* oder *Agonist* bezeichnet.

Beispielsweise wird beim Beugen des Kniegelenks vom gestreckten bis zum gebeugten Knie die rückseitige Oberschenkelmuskulatur konzentrisch angespannt.

Die exzentrische Aktivität bedeutet wiederum die Verlängerung der Muskeln. Wird das Knie gebeugt, versucht der entgegengesetzte Muskel, der *Quadrizeps*, die Bewegung durch exzentrische Kontraktion abzubremsen. Der exzentrisch getätigte Muskel wird *Antagonist* genannt.

Oft werden andere Muskeln zur Unterstützung des Hauptbewegers angespannt, um eine stabile und koordinierte Bewegung zu ermöglichen. Diese anderen Muskeln werden als *Synergisten* bezeichnet. Wird das Kniegelenk gebeugt, spannt sich auch der zweiköpfige Wadenmuskel an, um den rückseitigen Oberschenkelmuskel zu unterstützen. Hierbei nimmt der Wadenmuskel die Rolle des Synergisten ein. [21]

---

[20] Vgl. Parkes, *„Die Anatomie des Yoga – 30 Übungen für Körper und Geist"*, 2016, S. 48 f
[21] Vgl. Parkes, *„Die Anatomie des Yoga – 30 Übungen für Körper und Geist"*, 2016, S. 48 f

3.3.3.2 Isometrische Muskelkontraktion

Im Gegensatz zu der isotonischen Muskelkontraktion, verändern isometrische Kontraktionen nicht die Länge eines Muskels, sondern halten und fixieren ihn in seiner Position. Der isometrisch tätige Muskel dient der Fixierung der Position, welche die vorher ausgeführte Bewegung erlangt hat und wird hierbei als Stabilisator bezeichnet. [22]

Die Abbildungen in dieser Arbeit wurden aus urheberrechtlichen Gründen von der Redaktion entfernt. Im Abbildungsverzeichnis können sie unter dem jeweiligen Link abgerufen werden.

Abb. 6: Das Muskelsystem des Menschen (vereinfacht schematisiert)

---

[22] Vgl. Parkes, *„Die Anatomie des Yoga – 30 Übungen für Körper und Geist"*, 2016, S. 48 f

3.3.4. Hebeltätigkeit

Ohne Hebelkräfte können keine Bewegungen ausgeführt werden. Knochen, Bänder, Sehnen und Muskeln bilden zusammen Hebel, um Bewegungen zu erzeugen. Hebel setzen sich aus einem Dreh-/Angelpunkt, einer Last und einem Aufwand zusammen. Das Gelenk ist hierbei der Angelpunkt, die Muskeln um das Gelenk wenden die Kraft auf, die den Hebel in Bewegung setzt und damit die Last bewegt.

Durch die Veränderung der Last oder des Angelpunkts wird die Veränderung der Muskelkraft, die zum Bewegen der Last aufgewendet werden muss, hervorgerufen. Durch die Veränderung des Intensitätsgrades der Hebel, kann das Durchführen oder Halten.

Der menschliche Körper beinhaltet drei Arten von Hebelklassen, nämlich Hebel erster, zweiter und dritter Klasse. [23]

Die Abbildungen in dieser Arbeit wurden aus urheberrechtlichen Gründen von der Redaktion entfernt. Im Abbildungsverzeichnis können sie unter dem jeweiligen Link abgerufen werden.

Abb. 7: Veranschaulichung Hebelwirkung

---

[23] Vgl. Parkes, *„Die Anatomie des Yoga – 30 Übungen für Körper und Geist"*, 2016, S. 50 f

3.3.4.1 Hebel erster Klasse

Hebel erster Klasse haben den Angelpunkt zwischen Last und Aufwand. Das Gelenk zwischen Kopf und erstem Halswirbel bildet einen solchen Hebel. Hierbei ist die Last der Kopf, der Angelpunkt das Gelenk und als Aufwand wirken die am hinteren Schädel liegenden Muskeln, wie zum Beispiel der Trapezmuskel. Wird der Kopf nach hinten gebeugt, verkürzen sich die oberen Trapenzmuskeln und arbeiten gegen das Gewicht des Kopfes und die Schwerkraft an, weshalb sich das Kinn von der Brust abhebt und der Kopf nach hinten kippt. [24]

3.3.4.2 Hebel zweiter Klasse

Bei einem solchen Hebel liegt die Last zwischen Angelpunkt und Aufwand. Bei einem Liegestütz sind die Knöchel die Angelpunkte, die Last ist die Schwerkraft, die in der Körpermitte am stärksten ist und der Aufwand geht von den Deltamuskeln an den Schultern hervor. [25]

3.3.4.3 Hebel dritter Klasse

Bei Hebel der dritten Klasse befindet sich der Aufwand zwischen Last und Angelpunkt. Wird ein Arm ausgestreckt, bildet das Schultergelenk den Angelpunkt, die Schwerkraft wirkt als Last und die Deltamuskeln wenden einen Aufwand auf, um den Arm gestreckt zu halten. [26]

---

[24] Vgl. Parkes, „Die Anatomie des Yoga – 30 Übungen für Körper und Geist", 2016, S. 50 f
[25] Vgl. Parkes, „Die Anatomie des Yoga – 30 Übungen für Körper und Geist", 2016, S. 50 f
[26] Vgl. Parkes, „Die Anatomie des Yoga – 30 Übungen für Körper und Geist", 2016, S. 50 f

3.4. Gesunder Lebensstil mit Yoga

3.4.1. Ernährung und Yoga

Grundsätzlich schreibt die Ausführung des Yoga keine bestimmte Ernährungsweise oder gar Diät vor, allerdings ist es sinnvoll, vor dem Üben mindestens zwei Stunden nichts oder zumindest wenig gegessen oder getrunken zu haben. Ursprünglich war Yoga stark mit der altindischen Heilkunst Ayurveda verbunden und ist auch heute noch daran angelehnt. Ayurveda berücksichtigt hingegen einige Faktoren wie Gesundheitszustand, mögliche Vorerkrankungen, das Alter, den Lebensstil, die Jahreszeit und die Zeitzone, in welcher man lebt. Laut Ayurveda gibt es einige Empfehlungen zum Thema Ernährung und zwar, dass auf aufputschende Nahrungs- und Genussmittel wie Kaffee, Tee und scharfe Gewürze verzichtet werden sollte, da das Ausführen der Übungen eine stark energetisierende Wirkung mit sich bringt. Außerdem sollte auf ätherische Öle, wie sie etwa in Zwiebeln und Knoblauch vorhanden sind, verzichtet werden, da diese Auswirkungen auf den Kreislauf haben können. Ebenso sollen ungesunde Nahrungsmittel wie Salz, Pfeffer und Säurehaltiges nur in Maßen konsumiert werden. Beim Verzehr von Fleisch scheiden sich jedoch die Geister, da er grundsätzlich nicht verboten ist, jedoch für Yogis als unpassend bezeichnet wird, da Fleisch zum einen nicht so leicht verdaulich ist wie Gemüse und zum anderen den Säure-Basen-Haushalt ins saure Milieu bringt. Weiters spielen ethische Fragen eine große Rolle. Allerdings sollte nicht jeder Mensch gänzlich auf Fleisch verzichten, da Menschen mit Darmproblemen, jene, welche nach einer längerfristigen Erkrankung wieder im Aufbau befindlich sind und Frauen, die während ihrer Menstruation einen hohen Blut- und somit Eisenverlust erleiden, Fleisch zu sich nehmen sollen. [27]

Als vor allem geeignet angesehen werden Getreide, Milch, frische und geklärte Butter (Ghee), brauner Zucker, Honig, Ingwer und Gemüse. Auf den europäischen Lebensraum bezogen, wird eine laktovegetarische Ernährung empfohlen.

Generell sollte die Ernährung ausgewogen sein, sprich gesund und nicht zu wenig und nicht zu viel. Laut Erkenntnissen der modernen Ernährungswissenschaften, empfiehlt es sich, ein Viertel des Magens frei zu lassen. Yoga verhilft zu Ausgeglichenheit und Harmonie und schafft Bewusstsein für Körper, Geist und Seele. [28]

---

[27] Vgl. Trökes, „Das große Yoga-Buch", 2016, S. 34 f
[28] Vgl. Trökes, „Das große Yoga-Buch", 2016, S. 34 f

3.4.2.   Detox mit Yoga

In Verbindung mit Phasen einer basischen Ernährung, kann der Effekt der Entgiftung verstärkt werden. Weiters gibt es basische Körperpflegeprodukte sowie Wasserfilter, um Leitungswasser noch reiner machen zu können. Frische Luft, gute Laune und schöne Erlebnisse fördern die Entgiftung ebenso wie spezielle Yogaübungen, welche man auch im Freien ausführen kann.

Durch Teile von Unverdaulichem in der Nahrung und durch Krankheitserregern oder Schadstoffen aus der Umwelt, wie Feinstaub, Hormone, Blei, Aluminium, Pflanzenschutzmittel und Antibiotika setzen sich im Körper Gifte und Schlacken an, weshalb dieser regelmäßig entgiftet werden sollte. Allerdings wird aus medizinischer Sicht von einer übertriebenen Entgiftung abgeraten, da der durch Schadstoffe entstehende „Kick" notwendig für die reibungslose Tätigkeit des Immunsystems wirkt. Außerdem wird der Körper von Milliarden Keimen besiedelt, welche gesundheitsfördernd sind. [29]

3.4.2.1 Öl ziehen

Das Öl ziehen ist ein wichtiger Bestandteil der Mundhygiene und kann täglich angewendet werden. Hierbei wird ein Esslöffel biologisches Sonnenblumen- oder Sesamöl für einige Minuten im Mund hin und her bewegt, bis es sich mit dem Speichel verbindet und zu einer milchigen Flüssigkeit emulgiert. Dabei soll das Öl gekaut und zwischen die Zähne durchgezogen werden. Wichtig ist, dass das Öl nicht geschluckt wird, da es die Giftstoffe aufgenommen hat, die sich im Mund- und Rachenraum angesammelt haben. [30]

3.4.2.2 Zungenreinigung (Jihva Shodhana)

Die Zungenreinigung gehört wie das Öl ziehen zur täglichen Mundhygiene. Dafür wird ein Zungenschaber aus Metall benötigt. Mithilfe dieses Schabers wird die Zungenoberfläche von der Zungenwurzel bis zur Spitze sanft abgeschabt, bis sich keine Beläge mehr auf der Zunge befinden. Anschließend wird der Mund mit klarem Wasser ausgespült. [31]

---

[29] Vgl. Trökes, *„Yoga! Die besten Übungen"*, 2017, S. 206 ff
[30] Vgl. Trökes, *„Yoga! Die besten Übungen"*, 2017, S. 206 ff
[31] Vgl. Trökes, *„Yoga! Die besten Übungen"*, 2017, S. 206 ff

3.4.2.3 Nasenspülung (Jala Neti)

Für die Nasenspülung wird ein Netikännchen, Meersalz und Mandelöl benötigt. Ein gestrichener Teelöffel Salz wird in einem halben Liter lauwarmen Wasser im Kännchen aufgelöst. Die Tülle des Kännchens wird in ein Nasenloch eingeführt, während der Kopf auf die andere Seite gedreht wird. Die Salzlösung soll nun die Nebenhöhlen durchspülen und am unteren Nasengang ausfließen bis die Kanne leer ist. Nach dem neuerlichen Auffüllen wird dieser Vorgang beim anderen Nasenloch durchgeführt. Nach dem Schnäuzen und Trocknen wir die Nase innen mit Mandelöl eingerieben. [32]

3.4.2.4 Darmreinigung

3.4.2.4.1 Yogische Darmreinigung

Bei der yogischen Darmreinigung wird das Trinken von Salzwasser mit Bauchbewegungen kombiniert, um die Darmtätigkeit anzuregen. Hierfür wird ein großes Glas (300 ml) lauwarmes Wasser mit zwei bis drei gestrichenen Teelöffeln Glaubersalz (Natriumsulfat) vermischt und möglichst in einem Zug ausgetrunken. Da das Salzwasser nicht so gut schmeckt, kann mit einem Glas Wasser nachgespült werden.

Anschließend sollen die Beine beckenbreit hingestellt, die Zehen leicht nach außen gedreht, die Knie gebeugt und beide Hände auf die Oberschenkel gestützt werden. Nun werden die Schultern in die Breite gezogen, tief aus und zur Hälfte wieder eingeatmet. Weiters wird die Bauchdecke ohne Atmen rhythmisch eingezogen und wieder herausgeschoben, bis wieder geatmet werden muss. Schließlich wird der Oberkörper in die Vorbeuge gesenkt und tief ausgeatmet. Diese Übung soll sodann noch zwei weitere Male durchgeführt werden, ehe eine Ruhephase bzw. der Drang zu einer Darmentleerung folgen.
Nach der Darmentleerung empfiehlt es sich, gut zugedeckt eine Ruhephase von mindestens 45 Minuten einzulegen und im Anschluss Reis mit Ghee zu essen und gegebenenfalls Kräutertee zu trinken. [33]

---

[32] Vgl. Trökes, „Yoga! Die besten Übungen", 2017, S. 208 ff
[33] Vgl. Trökes, „Yoga! Die besten Übungen", 2017, S. 208 ff

Diese Art der Darmreinigung eignet sich vor allem am Morgen auf nüchternen Magen. Der restliche Tag sollte nur noch entspannend genutzt werden. Am besten wirkt diese Reinigung, wenn bereits ein paar Tage zuvor leicht verdauliche Nahrung zugeführt wurde. [34]

3.4.2.4.2 Feuer-Waschung (Agnisara Dhauti)

Die Feuer-Waschung beinhaltet dieselbe Übung wie die yogische Darmreinigung, nur dass hierbei das Trinken des Salzwassers entfällt. Diese Art von Verdauungsanregung eignet sich besonders gut bei reisebedingten und aufgrund von Kostumstellung entstandenen Verstopfung. [35]

3.4.2.5 Basische Bäder

Die Haut ist neben den Nieren das größte Ausscheidungsorgan für Säuren. Das Wasser hat am Anfang des Bades meist noch einen pH-Wert von circa 8,5, welcher sich nach 45 – 90 Minuten auf 7,5 verringert. Die empfohlene Badedauer beträgt 90 Minuten bei 37 °C, da es erst ab einer Dauer von 30 Minuten zu einer Entsäuerung kommt. Fußbäder sollten im besten Fall circa zwei Stunden bei 37 °C andauern.

Anfangs kann es zu einem Juckreiz führen, dies ist allerdings ein gutes Zeichen dafür, dass der Körper mit der Entsäuerung begonnen hat und geht mit der Zeit vorüber. Nach dem Bad sollte nicht abgeduscht, sondern in ein warmes Tuch für circa eine halbe Stunde eingedeckt und ausgeruht werden.

Fehlt die Zeit für Voll- oder Fußbäder, können auch Baumwollstrümpfe mit basischem Wasser getränkt, ausgewrungen und über Nacht mit Wollstrümpfen darüber getragen werden. [36]

---

[34] Vgl. Trökes, *„Yoga! Die besten Übungen"*, 2017, S. 209, 211 ff
[35] Vgl. Trökes, *„Yoga! Die besten Übungen"*, 2017, S. 209, 211 ff
[36] Vgl. Trökes, *„Yoga! Die besten Übungen"*, 2017, S. 209, 211 ff

4.   Yoga in der Praxis

4.1.   Atmung und Yoga

Die richtige Atemtechnik ist im Yoga von besonderer Bedeutung. Die Atmung ist eine Körperfunktion, die unwillentlich, also ohne Anleitung durch das Bewusstsein oder willentlich, durch menschliche Kontrolle, ausgeführt werden kann. Das Nervensystem ist für die Regulierung der Atmung und die Kontrolle der sie auslösenden Muskelkontraktionen verantwortlich. In einer Zellgruppe im Hirnstamm, auch bekannt als Atemzentrum, nimmt der Atemvorgang seinen Anfang und wird von dort aus impulsartig an die wichtigsten Muskelgruppen gesendet, von welchen die Zwischenrippenmuskeln und das Zwerchfell am Bedeutendsten sind.

In der Yoga-Praxis werden diese kontrollierten Atemübungen durch *Pranayama* ausgeführt. *Pranayama* ist verantwortlich für das Bewusstsein an den physischen Prozessen, die an der Atmung beteiligt sind. Das regelmäßige Training der Atemkontrolle befähigt die Lunge damit, mehr Luft aufzunehmen und dadurch den Sauerstoffgehalt im Blut ansteigen zu lassen. Der Anstieg des Sauerstoffgehaltes unterstützt den Körper bei der Zellregeneration. Auch werden durch die Atemkontrolle die Herzfrequenz und der Blutdruck gesenkt, wodurch der Körper den gewonnenen Sauerstoff effektiver nutzen kann und weniger physischen Stress abbauen muss.

In der Praxis sollte stets die Ein- und Ausatmung verlängert werden, um den Körper zu energetisieren. Der Atem kann ebenso Feedback über die ausgeführten Übungen bieten und zeigt, ob das Training eventuell zu hart angesetzt war oder die Übungen zu anstrengend ausgeführt wurden. Dies zeigt sich durch einen flachen und unregelmäßigen Atem. Beim weiteren Training sollte daher auf eine sanftere Ausführung geachtet werden, um die Atmung wieder langsamer und gleichmäßiger fließen zu lassen. [37]

---

[37] Vgl. Parkes, *„Die Anatomie des Yoga – 30 Übungen für Körper und Geist"*, 2016, S. 44

4.1.1.   Techniken der Atemkontrolle

Es gibt im Yoga eine Vielzahl an Atemtechniken. Hier werden die beiden wichtigsten und einfachsten Techniken behandelt, nämlich „den siegreichen Atem", die *Ujjayi-Atmung*, und um die Wechselatmung *Nadi Shodhana*.

Bei der Technik der Ujjayi-Atmung handelt es sich um eine aktivierende, als auch entspannende Atemtechnik. Bei dieser Atemübung wird tiefer als normal eingeatmet und mit geschlossenem Mund durch die Nase ausgeatmet, wobei die Halsmuskeln die ganze Zeit über leicht zusammengezogen werden und es zu einem typischen „Haaa"-Klang führt. Diese Art der Atemübung kann ebenso im Sitzen ausgeführt werden, jedoch ist sie auch bei der Ausführung von Übungen besonders effektiv.

Eine weitere einfache Atemübung ist die *Nadi Shodhana*, welche therapeutisch angewendet Atmung und Durchblutung verbessert und beim Abbau von psychischen und physischen Stress helfen kann. Diese Übung wird im Sitzen ausgeführt, wobei der Rücken gerade gehalten werden soll. Abwechselnd wird hierbei jeweils mit dem linken oder rechten Nasenloch ein- und ausgeatmet, wobei das jeweils andere Nasenloch mit dem Ring- und kleinem Finger geschlossen werden.
Anfangs sollte diese Übung für zwei Minuten ausgeführt werden und mit der Zeit auf fünf Minuten ausgedehnt werden. [38]

Die Abbildungen in dieser Arbeit wurden aus urheberrechtlichen Gründen von der Redaktion entfernt. Im Abbildungsverzeichnis können sie unter dem jeweiligen Link abgerufen werden.

Abb. 8: Atemübung Nadi Shodhana

---

[38] Vgl. Parkes, *„Die Anatomie des Yoga – 30 Übungen für Körper und Geist"*, 2016, S. 45

4.2.   Grundbegriffe des Übens

In der Yogapraxis gibt es einige wiederkehrende Begriffe, die wichtig für das weitere Ausführen sind:

- *Mobilisation/mobilisieren:* beweglich machen blockierter Gelenke und dehnfähig machen der Muskeln
- *Kontraktion/kontrahieren:* Anspannung eines Muskels oder Muskelgruppen
- *Hände parallel:* Mittelfinger sind parallel zueinander *(siehe Abb. 9)*
- *Füße parallel:* Mittelfußgelenke sind parallel zueinander *(siehe Abb. 10)*
- *Hüftbreite:* Füße stehen so weit auseinander, dass ein weiterer Fuß dazwischen Platz hätte
- *Beckenbreite:* Füße stehen ungefähr 20 cm voneinander entfernt
- *Schulterbreite:* Hände sind in etwa 30 bis 35 cm voneinander entfernt [39]

Die Abbildungen in dieser Arbeit wurden aus urheberrechtlichen Gründen von der Redaktion entfernt. Im Abbildungsverzeichnis können sie unter dem jeweiligen Link abgerufen werden.

Abb. 9: parallele Handhaltung

Abb. 10: parallele Fußhaltung

---

[39] Vgl. Trökes, „*Das große Yoga-Buch*", 2016, S. 40

4.3. Tipps für die Praxis

4.3.1. Planen und Vorbereiten

4.3.1.1 Übungszeit ermitteln

Die Übungszeit sollte gut ausgewählt werden, je nachdem, ob der Körper früh morgens in Schwung gebracht oder abends entspannt werden sollte. Am besten eignet sich eine Zeitspanne von etwa einer halben Stunde. Die Yoga Zeit kann ebenfalls auf 15 Minuten am Morgen und 15 Minuten am Abend aufgeteilt werden, um die Bedürfnisse, den Kreislauf anzuregen und den Körper im Gegensatz wieder zu entspannen, ideal abzudecken. [40]

4.3.1.2 Die Wahl des idealen Übungsplatzes

Der Übungsplatz sollte zwischen drei und vier Quadratmetern Raum bieten, warm sein und gelüftet werden können. Wichtig ist, dass eine Tür vorhanden ist, welche geschlossen werden kann, um das Ungestörtsein nicht zu beeinträchtigen. [41]

4.3.1.3 Benötigte Ausstattung

Es empfiehlt sich, den Übungsplatz mit einer weichen, warmen Matte für Übungen im Liegen und für die anschließende Entspannungszeit auszustatten. Für Stand- und Bewegungsübungen wird eine rutschfeste, dünne Matte gewählt. Für Sitzhaltungen wird ein rundes, rechteckiges oder halbmondförmiges, gefülltes Sitzkissen benötigt, für den Fersensitz, vor allem bei Durchblutungsstörungen, ein Sitzbänkchen. Um den Körper in der Ruhephase zuzudecken, wird eine nicht zu dicke, aber warme Baumwolldecke verwendet, welche zusammengefaltet auch zum Abstützen dienen kann. [42]

Weitere Ausstattungselemente werden im Kapitel 4.5. „Die Ausrüstung" näher erläutert.

---

[40] Vgl. Trökes, „Das große Yoga-Buch", 2016, S. 38 f
[41] Vgl. Trökes, „Das große Yoga-Buch", 2016, S. 38 f
[42] Vgl. Trökes, „Das große Yoga-Buch", 2016, S. 38 f

4.3.1.4 Wann nicht geübt werden sollte

Folgende Punkte erklären, unter welchen Bedingungen vom Üben abgeraten wird:

- Wenn nicht genügend Zeit vorhanden ist oder das Ungestörtsein gefährdet werden könnte.
- Bei Erkältungen, Grippe oder Entzündungen, insbesondere bei der Einnahme von Antibiotika. Eine beginnende Erkrankung könnte durch das Üben verstärkt werden.
- Bei akuten Erkrankungen des Bewegungsapparats wie Bandscheiben- oder Ischias Problemen. Bei weiter zurückliegenden Beschwerden oder bereits entstandenen Abnützungen, sollte unbedingt ein qualifizierter Yogalehrer, idealerweise mit der Zusatzausbildung des Rückenschulleiters, herangezogen, sowie die Befundung eines Arztes eingeholt werden.
- Bei einer Diagnose von schweren psychischen Störungen wie Depressionen oder Psychosen, sollte ebenfalls unbedingt unter fachärztlicher Anleitung geübt werden, da insbesondere die Atemübungen an der psychischen Stabilität rütteln und dadurch die Beschwerden verstärkt werden könnten.
- Bei starken Schwankungen von Kreislauf oder Blutdruck sollte sehr vorsichtig vorgegangen werden. Ein niedriger Blutdruck kann sich durch die Ausführung von Bewegungsabläufen und kraftvollen Haltungen verbessern. Bei einem hohen Blutdruck oder einer Durchblutungsstörung soll das Ausüben von Yoga wiederum mit einem Arzt abgesprochen werden.
- Frauen müssen im Zuge ihrer Monatsblutung für sich selbst herausfinden, ob die Ausführung der Übungen als eher unangenehm oder eher angenehm betrachtet werden kann.
- Während einer Schwangerschaft kann erfahrungsgemäß so lange geübt werden, bis der Bauch dieses Ausüben erschwert. Weiters gibt es spezielle Literatur, die Frauen durch das Schwangerschaftsyoga führt und weiterführende Kurse zur Geburtsvorbereitung. Auch die Absprache mit der Hebamme empfiehlt sich. [43]

---

[43] Vgl. Trökes, „Das große Yoga-Buch", 2016, S. 39 f

4.4.   Die Asanas

Als *Asanas* werden Körperübungen zur Kultivierung von Körper und Geist verstanden. Wenn diese achtsam angewendet werden, werden sie das Strömen der Lebensenergie bewirken und führen zu mehr Wohlbefinden und Gesundheit.

4.4.1.   Sitzhaltungen

Aufrechte Sitzhaltungen sind das Symbol des Yoga und der Meditation. Sitzhaltungen tragen zum Zurückziehen aus dem alltäglichen Stress bei und helfen, die eigene Mitte zu finden. Sie sind unverzichtbar bei Atemübungen. [44]

Die Abbildungen in dieser Arbeit wurden aus urheberrechtlichen Gründen von der Redaktion entfernt. Im Abbildungsverzeichnis können sie unter dem jeweiligen Link abgerufen werden.

Abb. 11: der bequeme Sitz   **Abb. 12: der halbe Lotossitz**   **Abb. 13: der Schneidersitz**

Abb. 14: der Kuhkopfsitz   **Abb. 15: der Fersensitz**

---

[44] Vgl. Trökes, *„Das große Yoga-Buch"*, 2016, S. 76

4.4.2. Standhaltungen

Stabil und mühelose im aufrechten Stand zu verweilen kann auch in vielen alltäglichen Situationen hilfreich sein. Auch trainieren Standhaltungen die Beine und tragen zu deren Kräftigung bei. Außerdem können sie zu einer Korrektur von Fußfehlstellungen und zur Verbesserung der Körperkoordination beitragen. [45]

Die Abbildungen in dieser Arbeit wurden aus urheberrechtlichen Gründen von der Redaktion entfernt. Im Abbildungsverzeichnis können sie unter dem jeweiligen Link abgerufen werden.

Abb. 16: die Heldenhaltung   **Abb. 17: die Dreieckhaltung**

Abb. 18: der Krieger II   **Abb. 19: seitliche Winkelstellung**

---

[45] Vgl. Trökes, *„Das große Yoga-Buch"*, 2016, S. 86 ff

4.4.3.　　　Vorbeugen

Vorbeugen kann ebenso zum Zurückziehen der Sinne von der Außenwelt, als auch zum Dehnen verschiedener Muskelgruppen dienen. Ebenso werden Verdauung und Kreislauf angeregt. [46]

Die Abbildungen in dieser Arbeit wurden aus urheberrechtlichen Gründen von der Redaktion entfernt. Im Abbildungsverzeichnis können sie unter dem jeweiligen Link abgerufen werden.

Abb. 20: die Kindhaltung

Abb. 21: Vorbeuge über beide Beine

Abb. 22: die Schildkrötenhaltung

Abb. 23: Vorbeuge aus dem Stand

---

[46] Vgl. Trökes, *„Das große Yoga-Buch"*, 2016, S. 100 ff

4.4.4. Rückbeugen

Rückbeugen kräftigen die Rücken- und Gesäßmuskulatur und verbessern die Brustatmung. Die gesamte Vorderseite des Körpers wird dabei gedehnt und die Beweglichkeit des Brustkorbs gefördert. [47]

Die Abbildungen in dieser Arbeit wurden aus urheberrechtlichen Gründen von der Redaktion entfernt. Im Abbildungsverzeichnis können sie unter dem jeweiligen Link abgerufen werden.

Abb. 24: die Kobrahaltung

Abb. 25: die Fischhaltung

Abb. 26: die Kamelhaltung

---

[47] Vgl. Trökes, *„Das große Yoga-Buch"*, 2016, S. 109 ff

4.4.5.   Stützhaltungen

Stützhaltungen fördern den Gleichgewichtssinn, Ausdauer und Kraft. Weiters kräftigen sie die Handgelenke, Arme und alle stabilisierenden Muskeln des Schultergürtels. Sie regen den Kreislauf an und vertiefen die Atmung. [48]

Die Abbildungen in dieser Arbeit wurden aus urheberrechtlichen Gründen von der Redaktion entfernt. Im Abbildungsverzeichnis können sie unter dem jeweiligen Link abgerufen werden.

Abb. 27: der Seitstütz   **Abb. 28: die Krähenhaltung**

4.4.6.   Umkehrhaltungen

Umkehrhaltungen dehnen die hintere Beinmuskulatur und den Nacken, machen die Wirbelsäule in ihrer ganzen Länge beweglicher und fördern die gesamte Stabilität. [49]

Die Abbildungen in dieser Arbeit wurden aus urheberrechtlichen Gründen von der Redaktion entfernt. Im Abbildungsverzeichnis können sie unter dem jeweiligen Link abgerufen werden.

Abb. 29: der herabschauende Hund

---

[48] Vgl. Trökes, *„Das große Yoga-Buch"*, 2016, S. 123 ff; S. 130 ff
[49] Vgl. Trökes, *„Das große Yoga-Buch"*, 2016, S. 123 ff; S. 130 ff

4.4.7. Drehungen

Drehungen vergrößern die Beweglichkeit des Brustkorbs und korrigieren seitliche Abweichungen der Wirbelsäule (Skoliose). Außerdem wird durch das Dehnen der tiefen Gesäßmuskulatur Ischiasbeschwerden vorgebeugt. Durch die Anregung der Organe im Oberbauch wird ebenso die Verdauung stimuliert. [50]

Die Abbildungen in dieser Arbeit wurden aus urheberrechtlichen Gründen von der Redaktion entfernt. Im Abbildungsverzeichnis können sie unter dem jeweiligen Link abgerufen werden.

Abb. 30: der Drehsitz

Abb. 31: die Krokodilhaltung

---

[50] Vgl. Trökes, „*Das große Yoga-Buch*", 2016, S. 146 ff

4.4.8.   Gleichgewichtshaltungen

Diese Übungen stärken die gesamte Muskulatur, die den Körper stabilisiert, insbesondere die rumpfaufrichtende Muskulatur. Ebenso werden Kreislauf und Atmung angeregt und der Geist beruhigt. Gleichgewichtshaltungen fördern aber vor allem den Gleichgewichtssinn. [51]

Die Abbildungen in dieser Arbeit wurden aus urheberrechtlichen Gründen von der Redaktion entfernt. Im Abbildungsverzeichnis können sie unter dem jeweiligen Link abgerufen werden.

Abb. 32: die Baumhaltung   **Abb. 33: der Tänzer**

Abb. 34: der Krieger III

---

[51] Vgl. Trökes, „Das große Yoga-Buch", 2016, S. 151 ff

4.5.   Die Ausrüstung

4.5.1.   Kleidung

Die Abbildungen in dieser Arbeit wurden aus urheberrechtlichen Gründen von der Redaktion entfernt. Im Abbildungsverzeichnis können sie unter dem jeweiligen Link abgerufen werden.

Abb. 35: Yogakleidung für Frauen

Yogakleidung sollte vor allem eine feuchtigkeitsableitende Funktion besitzen, welche den Schweiß nach außen transportiert. Weiters soll sie aus angenehmen und belastbaren Materialien bestehen und eine dreidimensionale Dehnung ermöglichen. Ob eher enge oder weite Hosen gewählt werden, obliegt dem eigenen Geschmack.

Durch den ansteigenden Trend des Yogas, produzieren viele Hersteller mittlerweile Kleidung in verschiedenen Farben und mit Mustern, um die oft langweilige, einfarbige Sportkleidung nach der aktuellen Mode zu richten. Auch der speziellen Yogakleidung für Männer wird immer mehr Beachtung geschenkt.

Die Abbildungen in dieser Arbeit wurden aus urheberrechtlichen Gründen von der Redaktion entfernt. Im Abbildungsverzeichnis können sie unter dem jeweiligen Link abgerufen werden.

Abb. 36: Yogakleidung für Männer

4.5.2.   Yogamatte

Die Abbildungen in dieser Arbeit wurden aus urheberrechtlichen Gründen von der Redaktion entfernt. Im Abbildungsverzeichnis können sie unter dem jeweiligen Link abgerufen werden.

Abb. 37: Yogamatte

Die Yogamatte gehört zur Grundausstattung eines Yogis. Sie bildet die erste Grundlage, mit diesem Sport zu beginnen. Sie ist in vielen verschiedenen Ausführungen, Farben, Stärken und mit oder ohne Muster bei vielen Anbietern erhältlich. Eine rutschfeste Matte ist vor allem bei Standhaltungen nützlich, bei denen die Füße weit auseinanderliegen und leicht wegrutschen könnten. Weiters kann sie als Polster bei Sitz und Liegehaltungen dienen.

4.5.3.   Rollen, Blöcke und Gurte

Die Abbildungen in dieser Arbeit wurden aus urheberrechtlichen Gründen von der Redaktion entfernt. Im Abbildungsverzeichnis können sie unter dem jeweiligen Link abgerufen werden.

Abb. 38: Yogagurte

Yogagurte sind ebenfalls in vielen verschiedenen Farben bei vielen Anbietern erhältlich. Sie dienen entweder dazu, die Muskeln noch intensiver zu dehnen oder um den Körper zu halten.

Abb. 39: Yogablöcke

Yogablöcke werden aus Materialen wir Schaumstoff oder Kork hergestellt und gibt es in verschiedenen Farben, Formen und Stärken zu erwerben. Sie werden oft in Sitzhaltungen verwendet, um die Hüfte anzuheben und den unteren Rücken neutral auszurichten. Verspannungen im unteren Rücken oder Verkürzungen der hinteren Oberschenkelmuskeln können sonst dazu führen, dass das Becken nach hinten kippt. Auf einem Yogablock sitzend fällt es leichter, das Becken aufzurichten und leicht nach vorn zu kippen, sodass das Gewicht direkt auf den Sitzknochen liegt und die Wirbelsäule gestreckt werden kann.

Abb. 40: Yogarollen

Yogarollen bestehen meist aus Schaumstoff oder weichem Kunststoff. Viele Modelle weisen eine glatte Oberfläche auf oder besitzen Noppen, um die Durchblutung und Massage der Faszien zu fördern. Verwendet werden diese Rollen oft bei Aufwärmübungen oder bei Entspannungsübungen nach dem Training.

4.5.4.   Sonstiges Equipment

Neben dem bisher angeführten Equipment gibt es noch weitere hilfreiche Ausrüstungsgegenstände für die Ausübung von Yoga.

Der österreichische Hersteller „Yowhee" hat ein „Yoga Wheel" entwickelt, welches das Training unterstützen kann. Das „YoWheeL" wird in verschiedenen Farben hergestellt und ist in einem Onlineshop und ausgewählten Geschäften für Yogazubehör erwerbbar. Besonders hilfreich ist es bei der Erlernung des Handstandes, da es bei der erforderlichen Vorarbeit viel Unterstützung und Halt bietet.

Abb. 41: YoWheel

Weiters sehr hilfreich ist die Verwendung von Gymnastikbällen. Gymnastikbälle finden sich in vielen Sportausrüstungsgeschäften und auf vielen Internetplattformen. Viele Menschen haben bereits vor Beginn von Yoga einen Gymnastikball zuhause, welchen sie sodann gut bei diversen Übungen einsetzen können. Gymnastikbälle gibt es in verschiedenen Größen, hierbei muss aber unbedingt auf die angegebene Gewichtsbeschränkung geachtet werden, um eine mögliche Verletzungsgefahr vermindern zu können.

Die Abbildungen in dieser Arbeit wurden aus urheberrechtlichen Gründen von der Redaktion entfernt. Im Abbildungsverzeichnis können sie unter dem jeweiligen Link abgerufen werden.

Abb. 42: Gymnastikbälle in verschiedenen Größen

5.   Resümee

Durch die Vielfalt des Yogas kann das allgemeine Wohlbefinden und die Gesundheit wesentlich verbessert werden. Schon innerhalb weniger Wochen können Yogis feststellen, wie die Vitalität bereits gestiegen ist und sich Kraft und Ausdauer entwickelt haben. Durch eine gleichzeitige Ernährungsumstellung kann es ebenso zu Gewichtsverlust führen. Yogis gewinnen durch die regelmäßige Ausführung der Übungen wertvolle mentale Stärke und werden ruhiger und ausgeglichener.

Beim Verfassen dieser Arbeit war mir besonders wichtig, auf die lange Entstehungs- und Veränderungsgeschichte einzugehen und sämtliche Vorteile für Körper und Geist hervorzubringen.

Sport hatte zuvor noch nie einen besonderen Stellenwert in meinem Leben, bis zu dem Zeitpunkt, an dem mir bewusst wurde, dass ich doch im Laufe der Zeit ein Übergewicht von rund 20 kg angehäuft hatte. Ich bemerkte schlussendlich, dass meine alte Kleidung immer unpassender saß und mich das Treppensteigen außer Atem brachte. An diesem Punkt angelangt, wusste ich, dass ich dagegen etwas unternehmen und diesen Prozess stoppen musste. Nach längerer Befassung mit diesem Thema war es für mich eindeutig, dass mein Lebensstil einer Revision bedurfte. Ich hörte mit dem Rauchen auf, stellte meine Ernährung um und schenkte meinem Körper und seinen Vorgängen wieder wesentlich mehr Beachtung. Doch dass dies allein nicht ausreichte, um einen gesunden und fitten Körper zu erlangen, wusste ich. Ich machte mich zusätzlich auf die Suche nach einer geeigneten Sportart, die alle Aspekte eines gesunden Lebensstils umfasste, und so fand ich meine Ansprüche im Yoga wieder.

In kürzester Zeit gelang es mir, mein Gewicht zu reduzieren und ein bewussteres und gesünderes Leben, vor allem wieder pure Lebensfreude zu erlangen. Durch die Erfolge, die ich feiern durfte, entfaltete sich meine Motivation immer mehr. Schlussendlich entschloss ich mich, eine Ausbildung zu absolvieren und diese Motivation in einer künftigen selbstständigen Tätigkeit anderen Menschen weitergeben zu können und ihnen ebenfalls zur Selbstfindung zu verhelfen.

6.   Literaturnachweis

PARKES, Sally:
Die Anatomie des Yoga - 30 Übungen für Körper und Geist, 2016
Deutschsprachige Ausgabe: Kerkdriel, Librero IBP, 1. Auflage 2016

TRÖKES, Anna:
Yoga! Die besten Übungen, 2016
München, Gräfe und Unzer Verlag GmbH, 2. Auflage 2017

TRÖKES, Anna:
Das große Yoga-Buch, 2010
München, Gräfe und Unzer Verlag GmbH, 7. Auflage 2016

7.   Internetquellen

Verein INTERNATIONAL SRI DEEP MADHAVANANDA ASHRAM –
Gesellschaft "Yoga im täglichen Leben" *Self-Inquiry-meditation:*
URL:www.yogaimtaeglichenleben.at/ueberblick/das-system/122-self-inquiry-meditation,
Zugriff: 31.05.2017

8. Abbildungsverzeichnis mit Quellennachweis

9. Stichwortverzeichnis

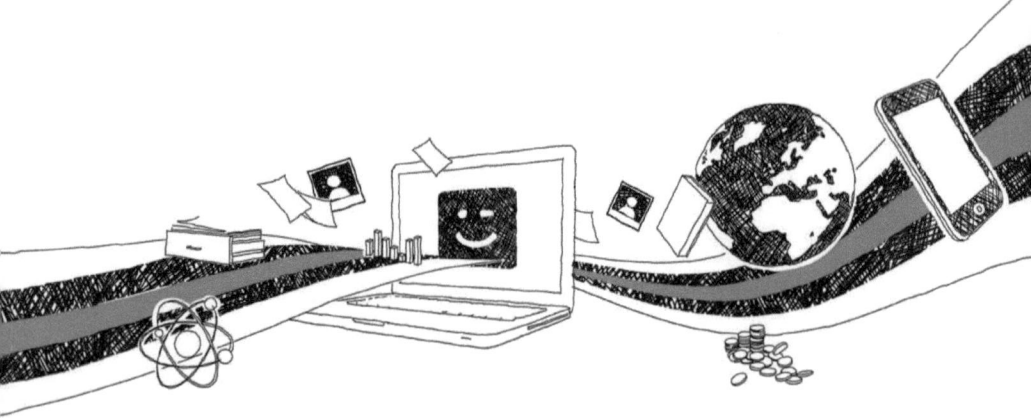
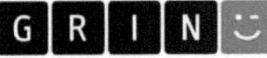